Recetario
Guía por Chakra

Recetario
Guía por Chakra

Recetas Rápidas y Fáciles para los Chakras 2 a 6

Artimia Arian

Recetario Guía por Chakra

Centro de Aprendizaje Tashirat, Tepoztlán, México
©2002, 2014 por Artimia Arian
Reservados todos los derechos *

Los procedimientos médicos y de salud en este libro se basan en la investigación, entrenamiento y experiencia personal de la autora. Dado que cada uno de nosotros y cada situación son únicos, se le pide al lector que consulte con un profesional de la salud cuando tenga dudas, antes de aplicar ningún procedimiento y, de preferencia, que trabaje bajo su supervisión.

Fotos de Portada y Contraportada por Thyesha Arian

Dedicatoria

*A la **VIDA** y a todos aquellos que están listos para hacer a un lado malestar y la muerte y a abrazar el conocimiento que lleva a la Vida. Aprenda a amarse a sí mismo convirtiéndose en el amo de su mente, más que en un esclavo de sus deseos. Dese lo mejor para que pueda dar lo mejor de sí a otros.*

La muerte promueve la enfermedad y el deterioro. La vida genera Vida. Conviértase en sólo Vida para que pueda ser Dador de Vida para la humanidad. Tashirat es el más elevado sendero de la Verdad, el Amor y la Vida. Para alcanzar lo máximo, uno debe brindar lo máximo. Brinde todo y recibirá Todo.

Aprenda la psicología del control de la mente. Corríjase con amabilidad y sabiduría, como lo haría con una criatura. Aprenda cuándo ceder un poco a sus deseos, siendo flexible y cuándo ser firme y rígido. A través del arte de la autodisciplina, domestique sus deseos y eventualmente aprenda a dominarlos, trascendiendo los reinos físico y bajo emocional hasta llega a alturas generalmente no alcanzables por la humanidad. La disciplina propia no debe ser ni demasiado rígida ni demasiado laxa. Busque la moderación en todos los aspectos de la vida.

Disfrute su viaje evolutivo conforme se expanda su consciencia, utilizando el alimento como una poderosa herramienta de creación más que de destrucción. Aprenda a valorar y regenerar esta increíblemente maravillosa maquinaria humana; atesórela y reconózcala por lo que es – un templo para el Espíritu. El viaje espiritual de cada uno en el Chakra 4 aún no ha comenzado del todo, hasta que uno no empieza la disciplina dietética, lo que es la lección de vida del Chakra 3.

*¡Felices comidas! ¡Feliz vida! A la **VIDA**.*

Nota al Lector

Este libro está lleno de conocimiento que asume la conciencia cósmica del lector. Es importante mencionar, que sólo se puede entender si los siguientes libros de Artimia Arian se leen en el orden indicado:

Redespertar Cósmico

Nutrición Vibracional

Un Entendimiento Cósmico de la Enfermedad y la Curación

Enseñanzas Espirituales Eternas

Citas Inspiracionales para la Nueva Era

Enseñanzas Esenciales para la Nueva Era

Visión Espiritual para la Nueva Era

Para información adicional por favor lea también :

A La Vida!

Guía de Recetas por Chakra

El Manual de Recetas Tashirat

Para simplificar la escritura de este libro, utilicé el genero masculino refiriéndome al lector y no intercale masculino y femenino como hice en algunos de mis otros libros. No hay ninguna preferencia de genero, es un libro tanto para hombres como mujeres.

En la Verdad, el Amor y la Vida ,

Artimia Arian

Tabla de Contenidos

Vibración

Todo en el Universo vibra a una cierta frecuencia. Mientras más elevemos nuestra vibración, más alto será nuestro nivel de energía, seremos más ordenados, más felices y estaremos en armonía.

Todo posee su frecuencia vibratoria única — cada mineral, planta, animal, humano, alimento, color, música, habitación, hogar, país, etc. Los gustos de las personas varían de acuerdo a su vibración. Un individuo con una vibración más alta vive una vida limpia, prolija, ordenada y en armonía. El/Ella seleccionará alimentos colores, música, amistades, trabajo, etc., de una más alta vibración. Un individuo de menos vibración vive en desarmonía debido a una mente caótica a la que le es imposible lograr el orden. Un remolino de caos y ruido se crea en la mente de una persona de menor vibración, afectando de manera negativa su propia vida y la de quienes le rodean.

Se requieren disciplina y amor para elevar la propia vibración. Las tres chakras de la disciplina son Chakras 1, 3 y 5. En el Chakra 1, uno se disciplina a sí mismo para cumplir con los requerimientos de trabajo. Se requieren puntualidad, confiabilidad, responsabilidad, y estabilidad. (Observe que todas estas cualidades son fundamentales para todas que chakras a continuación). En el Chakra 3, uno implementa la disciplina de una dieta saludable, evitando alimentos que son dañinos, consumiendo alimentos y combinaciones de alimentos que son nutritivos y fáciles de digerir. En el Chakra 5, uno trabaja el cuerpo mental con el estudio y aprende el control de la lengua.

La mayoría de la gente en la Tierra no sigue ninguna disciplina dietética, sus papilas gustativas dictan sus hábitos alimenticios. Lo que comen generalmente no va en relación con su estado de salud. En la sede del Centro Tashirat en Tepoztlán hemos comprobado en nuestros cuerpos y en los de muchos estudiantes que el alimento saludable es uno de los factores más importantes que contribuyen a un alto nivel de salud.

Tashirat es un sendero de Verdad, Amor y Vida. Las herramientas que empleamos para elevar nuestra vibración conforme intentamos caminar este tan alto sendero son: Hatha Yoga, Pranayama, Meditación,

Nutrición, Servicio Desinteresado en la comunidad, Estudio, y Seguir un Programa Diario que incluye todo lo anterior.

Esta Tabla de Alimentos por Chakra se recibió durante una meditación. Es un conocimiento extremadamente valioso y una poderosa herramienta una vez que uno aprende a utilizarla.

La vibración de un alimento es la suma total de su cualidad nutritiva y digeribilidad. A mayor vibración, mayor es su nutrimento y más fácil de digerir. Mientras menor es la vibración, es menos nutritivo y es más difícil de digerir. Los alimentos de alta vibración producen claridad de pensamiento y percepción, serenidad; alimentos de baja vibración producen ofuscación, insensibilidad, visión limitada, una mente agitada o torpe. Los alimentos de alta vibración (Chakras 4, 5 y 6) nutren y equilibran mineralmente el vehículo físico. Los alimentos de baja vibración (Chakras 1, 2 y 3 si se consumen en exceso) obstruyen el cuerpo físico, llevando a un desequilibrio mineral, toxicidad y, eventualmente, al mal-estar.

Nuestras vidas deben ser coherentes para que podamos alcanzar ese equilibrio, satisfacción, paz, felicidad y armonía que todos buscamos de manera natural conforme evolucionamos hacia la Luz. Para que nuestras vidas sean coherentes, nuestro trabajo, alimentación, entorno, las personas en nuestra vida, etc., deben ser de una vibración similar. Una persona no puede alcanzar la salud física ni la estabilidad emocional y la felicidad a menos que él/ella esté haciendo el trabajo correcto en su vida de acuerdo a su vibración, comiendo la vibración correcta de alimentos, y viviendo en el entorno correcto para su vibración. Estos tres factores son básicos para la salud, lo que es equilibrio; un equilibrio único que se logra de acuerdo a la evolución del individuo.

La vibración de chakra de alimento que requiere un individuo para lograr un estado de salud varía de persona a persona. Va a depender de la condición actual de la persona, sus hábitos dietéticos del momento, y su evolución (i.e. qué chakra alcanzó la persona en una vida pasada). Es imperativo que comamos, trabajemos y vivamos de acuerdo a nuestra evolución. Una persona que ha alcanzado el Chakra 5 en la vida pasada, se enfermará gravemente enferma si él/ella come alimentos cárnicos (Chakra 1) o productos lácteos (Chakra 2) por tiempo indefinido durante su vida. Sin embargo, una persona que nunca alcanzó el Chakra 2 en la vida anterior, le iría bien con productos lácteos en esta vida durante un tiempo, hasta que no esté lista para subir a los carbohidratos en el Chakra 3.

El comer por arriba o por debajo de la vibración de nuestro propio chakra crea un estado emocional negativo tal como una infelicidad general, frustración, irritabilidad. El comer por debajo de la vibración de nuestro chakra durante largo tiempo dará como resultado una acumulación de toxinas en el cuerpo. El comer por arriba de la vibración de nuestro chakra durante largos periodos va a crear insatisfacción emocional y un desequilibrio, o si el cuerpo está extremadamente tóxico, una eliminación peligrosamente rápida que el cuerpo no podrá manejar.
Sin importar qué chakra haya alcanzado uno en una vida pasada, no es recomendable saltarse chakras en esta vida. Es mejor para los cuerpos físico y emocional en esta vida que experimenten una transición cómoda pero constante hacia chakras más elevados. El único caso en el que esto no aplicaría sería en caso de una enfermedad crónica.

Una persona que alcanzó un chakra más alto en una vida pasada se verá más afectado por alimentos de baja vibración que alguien que nuca haya alcanzado una vibración alta. Por ejemplo, un individuo que alcanzó el Chakra 5 o 6 en una vida pasada, no le iría bien consumiendo productos lácteos o carbohidratos cocidos durante toda una vida. Generalmente los problemas se presentan en los cuarenta. Para lograr la salud, que es equilibrio, debemos regresar lo más pronto posible al chakra que alcanzamos en una vida anterior — esto quiere decir que nuestros alimentos, nuestro trabajo y todo nuestro estilo de vida estén en armonía con la vibración del chakra.

El alimento natural es nuestra medicina y nuestra principal medicina debe ser nuestro alimento. La comida con un equilibrio mineral crea cuerpos con un equilibrio mineral. La comida con un equilibrio mineral requiere un suelo con equilibrio mineral. Todos necesitamos comenzar nuestro propio cultivo para consumir frutas y verduras libres de pesticidas y bien equilibradas.

La prevención es mucho mejor y más sencilla que tratar de curar desequilibrios de mal-estar crónicos o degenerativos. Lo ideal es una purificación lenta pero constante y un refuerzo del cuerpo físico, a través de una transición dietética gradual constante de alimentos de baja vibración hacia alimentos de alta vibración. Es mucho más saludable tanto física como emocionalmente. Ayunos largos y astringentes o regímenes dietéticos excesivamente rígidos son, con demasiada frecuencia, contraproducentes, ya que casi siempre concluyen en ataques de destructiva indulgencia. La moderación, el equilibrio es nuestro objetivo conforme progresamos gradual, si bien felizmente, en nuestras sendas.

Tabla de Alimentos por Chakra

Chakra 1

Carnes, Ajo.

Chakra 2

Huevos, Productos Lácteos, Leguminosas, Hongos, Berenjena, Cebolla, Chile, Rábano.

Chakra 3

Carbohidratos Complejos (cereales, pasta, pan, tortillas, papas y otros tubérculos, elote), Alga Marina, Aguacate, Tofu.

Chakra 4

Verduras ligeramente Al Vapor o Salteadas, Sopa de Verduras ligeramente cocidas, Alimentos Deshidratados, Nueces y Semillas, Nopales.

Chakra 5

Ensaladas y Sopas de Verduras Crudas, Bebidas de Verduras, Germinados, Hojas Verdes, Hierbas.

Chakra 6

Fruta, Bebidas de Frutas, Bebidas Verdes de Clorofila, Miel de Abeja.

Chakra 7

Prana.

Conocimientos Dietéticos Útiles

La Tabla de Alimentos por Chakra es información que se recibió durante una meditación. Sin embargo, esta información se ha hecho del dominio público, una vez que se vivió y confirmó. Toda la información en este libro es conocimiento confirmado que ha sido puesto a prueba y vivido por muchas personas.

En mi experiencia con las personas de todas vibraciones (incluso de las más bajas), un sobre consumo de alimentos cárnicos da como resultado padecimientos crónicos dolorosos tales como artritis, reumatismo, gota, estreñimiento, (que es el origen de todos los males), migrañas, urticaria o cualquier otra forma de eczema, ciática, la enfermedad de Bright (inflamación de los riñones) o cualquier otro problema renal, insomnio, gastritis, bronquitis, y todas los otros padecimientos inflamatorios "—itis" asociados a altos niveles de ácido úrico.

El ser humano no está hecho para consumir alimentos cárnicos. Destruir una vida, atrofiar la evolución natural de un animal, es una violación a las Leyes Universales, leyes que controlan energéticamente al Universo. Actos creativos de amor y de vida incrementan nuestra fuerza. Actos destructivos de agresión y violencia disminuyen nuestra fuerza. Actos continuos de destrucción llevan a la degeneración y eventualmente a la muerte.

Los productos cárnicos pueden quizás mantener la vida durante un tiempo pero el consumo de alimentos cárnicos inevitablemente lleva a una muerte prematura en el mejor de los casos y a un prolongado sufrimiento antes de la muerte para los inválidos y para todos aquéllos involucrados en su vida, en el peor de los casos. Los alimentos de carne muerta no pueden construir, regenerar y crear vida. La vida crea Vida.

En este libro ni siquiera incluimos recetas para el Chakra 1, recetas para carne, ya que consideramos que la carne no es adecuada para el consumo humano, Sin embargo, si usted aún continúa consumiendo carne todos los días, elimine la carne roja de inmediato, y poco a poco reduzca su consumo de pollo y pescado si es que siente que de momento le es imposible eliminarla por completo de su dieta.

El azúcar es una droga, no reconocida como tal, que se consume libremente por la mayoría y que se le da a los niños desde muy temprana edad. Crea destrozos en el cuerpo. Entre sus contables efectos secundarios desastrosos, destruye el sistema inmunológico, bajando las defensas del cuerpo; crea un desequilibrio mineral total en el cuerpo, afectando de manera negativa todo el metabolismo corporal; destruye el sistema glandular y el sistema nervioso, impidiendo una vez más la salud y el equilibrio físicos y emocionales; destruye los dientes y huesos – elimina el calcio de los dientes y huesos debido al desequilibrio mineral. Todo tipo de azúcar (blanca o morena) y cualquier alimento que la contenga (lea las etiquetas) y todos los productos refinados (arroz blanco, espagueti blanco, pan blanco, etc.) deben ser eliminados por completo de la dieta si uno quiere estar saludable.

Los productos lácteos dan como resultado altos niveles de acidez en la sangre y mucosidad. La leche cortada, yogur, queso cottage, panela y requesón son las mejores opciones durante la transición.

Los carbohidratos complejos cocidos tales como pan, tortillas, pastas y cereales, incluso las pastas integrales de mejor calidad o arroz integral, también crean acidez en el cuerpo y altos niveles de mucosidad si se consumen en exceso durante varios años. Con el tiempo producen un tracto digestivo y un organismo congestionados en general, impidiendo la asimilación de nutrientes. Los minerales orgánicos en los carbohidratos se vuelven inorgánicos una vez cocinados y el cuerpo no puede asimilarlos. Por lo tanto, se acumulan en el cuerpo juntándose en órganos como la vesícula biliar, creando cálculos biliares. De este modo se afecta al hígado, ya que a éste le es indispensable una vesícula biliar limpia para poder funcionar debidamente. Se afecta la digestión. También se afectan los riñones, teniendo que eliminar secreciones granuladas, piedrecillas. Tal acumulación lleva finalmente a problemas crónicos, si no se erradica la raíz del problema. Todos estos carbohidratos complejos cocidos están llenos de calcio inorgánico y de otra materia inorgánica. Aún el pan más saludable, germinado, deshidratado produce mucosidad. Si el cuerpo no está ya ácido, se pueden consumir en pequeñas cantidades con abundantes verduras ligeramente al vapor y verduras frescas. Los carbohidratos complejos (incluyendo los granos germinados) no son, sin embargo, una forma ideal de alimento humano.

Los alimentos más saludables son de los Chakras 4, 5 y 6 ya que nutren al organismo sin cargarlo de acumulaciones tóxicas. Chakra 4 – verduras o sopas de verduras ligeramente al vapor o deshidratadas, nueces remojadas y semillas germinadas (no en exceso ya que también pueden crear acidez). Chakra 5 – verduras y jugos o sopas de verduras crudas. Chakra 6 – hojas verdes y bebidas de clorofila, frutas.

Si se consume una dieta de Chakra 2, coma aproximadamente 60% crudo y 40% Chakra 2 y superior. Si se consume una dieta Chakra 3, coma aproximadamente 70% crudo y 30% cocido (Chakra 3 y superior). Para una dieta Chakra 4, coma 80% crudo y 20% dieta Chakra 4. Los Chakras 5 y 6 son totalmente crudos.

Todos los aceites deben ser de extracción en frío y no refinados. En México el aceite de oliva extra virgen es bueno.

En los Chakras 1 al 4 uno puede sustituir la sal yodatada por sal de mar, salsa de soya o tamari o cualquier sustituto vegetal. Sin embargo, una vez en la dieta Chakra 5, todo crudo, uno debe usar Bragg o algas marinas que no sean muy saladas, e.g., hijiki, nori, kelp. En el Chakra 6 incluso el Bragg se elimina. Se pueden utilizar pequeñas cantidades de alga marina no salada. Se puede utilizar pimienta de Cayena o chiles frescos con moderación para superar el deseo de sal, siempre y cuando no irriten el tracto digestivo causando diarrea.

Asegúrese de incluir una variedad de alimentos en su dieta, garantizando así un amplio suministro de las vitaminas y minerales necesarios. Prepare platillos atractivos. El atractivo visual es de la mayor importancia. Experimente con diferentes formas de cortar y acomodar los platillos. Use platos atractivos. Se puede decorar los platos con frutas, verduras, flores y hojas.

Sugerencias de Cocina Útiles

1. Para Desinfectar

i) Para cada litro de agua agregue el judo de 2 limones y 1 Cda de sal de mar. Lave bien las verduras con agua de la llave y remójelas en esta agua de sal-limón durante 15 minutos (no más de 15 minutos o van a absorber la sal).

ii) Coloque un manojo pequeño de pasto de trigo atado con un cordel o liga dentro del agua. Lave muy bien las verduras y remójelas en el agua de pasto de trigo durante 10 --15 minutos. El pasto de trigo se puede utilizar posteriormente.

iii) Existen varios productos comerciales desinfectantes naturales que pueden comprarse. El Nutribiotic es una buena opción.

2. Para Germinar

i) Remoje las semillas en un tazón durante toda la noche. (Diferentes semillas en tazones diferentes).

ii) Retire el agua por la mañana, utilizando un colador grande.

iii) Coloque las semillas en un platón o una charola y cúbralas con un trapo húmedo.

iv) Humedezca las semillas y el trapo dos veces al día, mañana y noche, cuidando que nunca estén demasiado mojadas pero no permitiendo que se sequen.

v) A los 3 – 7 días (dependiendo de las semillas) sus germinados estarán listos. Están listos para consumirse una vez que aparezcan las primeras dos hojas verdes.

vi) Es mejor consumirlos frescos, aunque pueden refrigerarse en tuppers o bolsas de plástico.

3. Sustitutos Saludables

• Se debe eliminar la sal yodada. Los sustitutos para la sal yodatada en los Chakras 2, 3 y 4 son: sal de mar, tamari, salsa de soya, miso. Ya que todos éstos tienen un alto contenido de sal deben utilizarse en pequeñas cantidades. Una vez en una dieta de comida cruda, i.e. en los Chakras 5 y 6, es mejor sustituir la sal marina, el tamari, la salsa de soya y el miso con cualquiera de las algas tales como el *kelp* o el *dulse* y Bragg (aminoácidos líquidos hechos en E.U.A.) Las algas marinas son superiores al Bragg. Mientras más se aproxima uno al Chakra 6, más se tendrá que evitar el Bragg y se podrán utilizar algas marinas no saldas en pequeñas cantidades. Obviamente el Bragg y en especial las **algas marinas** son los mejores sustitutos de sal yodados para todos los chakras. Las algas marinas son una valiosa fuente de minerales. El *kelp* contiene mucho yodo. Acostúmbrese a ir disminuyendo gradualmente su consumo de alimentos excesivamente salados y dulces (aún si está saludable), ya que las papilas gustativas se van refinando.

- La **miel de abeja** es un excelente sustituto del azúcar pero úsese con moderación. Limite su consumo de miel a 1 Cda por día. Los azúcares naturales que se encuentran en las frutas son los mejores.

- La **pimienta de Cayena** o los **Chiles frescos o Secos** son buenos sustitutos para la pimienta negra o blanca. El chile es un estimulante que puede ayudar a la circulación, digestión y eliminación si se come poco y con sabiduría. En grandes cantidades es irritante. Mientras más se aproxima uno al Chakra 6, más se tendrá que evitar.

- El **algarrobo** es un sustituto para el chocolate y no tiene efectos secundarios tóxicos.

- Los **aceites de extracción en fría como el de oliva, girasol, ajonjolí o coco** son buenos sustitutos para todos los aceites y la mantequilla. Cuando el aceite de oliva a sido extraído en frío todavía conserva la clorofila verde. Aunque son saludables, los aceites de extracción en frío son altamente concentrados y deben usarse en pequeñas cantidades. Mientras más se aproxima uno al Chakra 6 provocará más nauseas y, eventualmente, tendrá que ser eliminado de la dieta. Los aceites se encuentran de forma natural en alimentos tales como el aguacate, nueces, semillas y aceitunas.

4. Condimentos

Especialmente al iniciar una dieta más saludable, es necesario agregar condimentos, con moderación, para resaltar el sabor. Buenos condimentos son las algas marinas como el *kelp* o el *dulse*, el jugo de limón, las hierbas frescas y los polvos hechos a partir de verduras y hierbas hechos en casa.

- **Sal** – Si está acostumbrado a un alto consumo de sal, durante la transición sería mejor usarla en forma de tamari o miso, ambos son productos de soya fermentados que contienen aproximadamente el 20% de sal de mar y muchas enzimas. Los sustitutos de sal preferibles son algún sustituto vegetal, Bragg, *kelp* en polvo o de otra alga marina. (Si no puede encontrar *kelp* en polvo en México, compre cápsulas de *kelp* en tiendas naturistas, ábralas y espolvoree el contenido en su comida).

- **Sustitutos de Sal de Verduras / Hierbas hechos en casa** – Las hierbas y las hojas verdes pueden ponerse en manojos y colgarse a secar en una habitación cálida y ventilada, o se pueden extender en rejillas para secado. (Las hierbas no deben secarse al sol. Como alternativa utilice el deshidratador. Ya secos, póngalos en la licuadora, muélalos a que queden como hojuelas o en polvo y úselos en aderezos para ensalada, sopas, o bien espolvoree sobre ensaladas o panes. Buenos saborizantes vegetales incluyen: ajo, cebolla, betabel, rábano, tallos y hojas de apio, zanahoria, calabacita, jitomate, jengibre o cualquier otra cosa de su elección. Saborizantes de hierbas u hojas verdes útiles son: perejil, espinaca, rabos de zanahoria, rábano o betabel, arugula, berro, albahaca, orégano, tomillo, menta, hojas de cebolla o ajo. Es bueno meter en frascos y etiquetar las hojuelas o polvo de verduras por separado, así como tener a la mano una cuantas combinaciones diferentes.

- **Especias y Semillas Aromáticas** – Estas pueden adquirirse en la mayoría de las tiendas naturistas. Es bueno tener especias tales como el curry, canela, clave de olor, nuez moscada y vainilla. También son buenas el anís, alcaravea, comino, eneldo y la mostaza. Las hierbas y especias deben usarse en pequeñas cantidades. Ningún sazonador debe usarse en exceso, deben resaltar y complementar, no reemplazar el sabor de ningún alimento. Con el tiempo el consumo excesivo de saborizantes puede ocasionar problemas digestivos y renales.

Guía para la Combinación de Alimentos

1. No mezcle proteínas con carbohidratos.

Proteínas: Carne roja, pollo, pescado; Productos lácteos – leche, mantequilla, yogur, crema; Huevos; Leguminosas – frijol, lenteja, productos de soya como el *tofu*, Nueces y semillas.

Carbohidratos: Granos – arroz, avena, trigo, mijo, etc.; Pasta; Pan y tortillas; Aguacate; Tubérculos – papa, camote, zanahoria y betabel cocidos.

2. Las proteínas y los carbohidratos combinan bien con una ensalada de verduras crudas y con tortillas de puro maíz. Coma un carbohidrato o una proteína con verduras al vapor, una ensalada cruda y tortillas.

3. Fruta - Siempre consuma la fruta sola. La fruta cítrica o ácida no combina bien con la fruta dulce.

Fruta Cítrica: naranja, mandarina, piña, toronja, etc.

Fruta Dulce: plátano, fruta seca, mamey, etc.

****

¿Cuánto tiempo se debe esperar después de una comida para volver a comer?

1. La mayoria de la fruta se digiere en 20 - 30 minutos. La fruta seca, plátano y todos los melones toman más – 40-60 minutos.
2. Después de una comida cruda, espere 2 horas.
3. Después de una comida bien combinada de alimentos crudos y cocidos, espere 3 horas.
4. Después de una comida mal combinada, espere por lo menos 8 horas. (Ayude con un enema).

Sencillos Aderezos para Ensalada

En todo este libro, se brindan recetas guía fáciles, rápidas y prácticas, ofreciéndole un manual simplificado de preparación de alimentos que le permita comer alimentos saludables y sabrosos sin tener que pasar horas comprando o en la cocina. Este manual está diseñado para ayudarle a organizar su cocina para usted y su familia. Sorprendentemente, al organizar la cocina, toda nuestra vida se vuelve más organizada y de mayor calidad.

Estas no son siempre recetas exactas con medidas exactas. Se dan los ingredientes y una clara guía en cuanto al método, pero se le recomienda mejor captar el sentido general de lo que respecta a cada chakra en cuanto a los alimentos y, con base en lo que se presenta, crear alimentos nutritivos deliciosos con lo que tenga disponible en la cocina, y según su propio gusto y estilo.

Se pueden crear buenos aderezos para ensalada seleccionando uno como base y combinándolo con cualquiera de los siguientes sazonadores. Añada el sustituto de sal de su preferencia(vea el capítulo de Sugerencias para la Cocina Útiles, Sustitutos Saludables). Agregue aceite de oliva o agua si se desea. Todos los aderezos se preparan en unos cuantos minutos simplemente mezclando todos los ingredientes en la licuadora.

Los aderezos y salsas son la clave para preparar comida deliciosa. La comida puede ser sencilla, pero servida con un fantástico aderezo o salsa, e.g. verduras al vapor, verduras crudas rebanadas o combinadas en ensalada, arroz o pasta, servido con cualquiera de los siguientes aderezos (ponga atención a las combinaciones de alimentos).

Base para Aderezo

1. *Aguacate*
2. *Verduras*
3. *Nueces y Semillas*
4. *Chiles*
5. *Aceite (extracción en frío, sin refinar) y Jugo de Limón o Vinagre*
5. *Jitomates Secados al Sol*

Sazonadores

1. *Hierbas (cilantro, albahaca, perejil, menta, cualquier otra)*
2. *Chile*
3. *Cebolla, Ajo*
4. *Verduras (pimiento rojo, jitomates frescos o secos)*
5. *Jengibre*
6. *Vinagre de Manzana*
7. *Jugo de limón o jugo de naranja*
8. *Semillas aromáticas (anís, alcaravea, comino, eneldo, mostaza)*
9. *Especias (curry, clavo de olor, nuez moscada, canela)*

1. Ejemplos de Aderezo de Aguacate

- Licúe: Aguacate, albahaca, limón (opcional), ajo, Bragg (u otro sustituto de sal), aceite o agua.
- Para 1 litro de aderezo licúe: 4 aguacates, cilantro, 1 diente de ajo, cebolla, sustituto de sal, el jugo de 2 limones, chile fresco (opcional), agua.
- Licúe: Aguacates, verduras de su elección, sustituto de sal, jugo de limones o vinagre, hierbas de su elección, e.g. jitomates, cebolla, cilantro, aguacates, limón, Braggs, chile verde (opcional).

- Aderezo Italiano. Licúe: aceite de oliva, vinagre, hierbas italianas, mostaza, Bragg.

- Para 1 litro. Licúe: aceite de oliva, agua, Bragg, ¼ de cebolla grande, 1 jitomate, 1 zanahoria grande, 1 chile serrano pequeño, jugo de 1 limón, un poco de vinagre de manzana.
- Licúe: Cilantro, miso, aceite de oliva, pimiento rojo, zanahoria, ajo, jitomate.
- Licúe: 1 cdita albahaca seca, 1 zanahoria, ¼ de un chile jalapeño, ¼ de un pimiento rojo, el jugo de ½ naranja, 1 cdita Bragg, 1 cdita de cebolla, 1 cdita de aceite de oliva, ¾ de taza de agua.
- Aderezo de Zanahoria y Verduras. Licúe: 1 cdita de albahaca, 2 zanahorias, una pizca de Cayena, ½ pimiento rojo, el jugo de 1 naranja, 1 Cda de aceite de oliva, un poco de cebolla, 1 cdita Bragg, ¾ de taza de agua.
- Licúe las verduras de su elección como: jitomate, apio, calabacita, zanahoria, pepino, pimiento morrón, hierbas de su preferencia, aceite, Bragg, agua, jugo de limón o vinagre de manzana, ajo, cebolla.

- Para un aderezo de nueces y semillas espeso y cremoso licúe: nueces y semillas remojadas, Bragg (miso u otro sustituto), aceite y / o agua, hierbas (albahaca u otra), ajo, pimiento rojo y / o jitomates secados al sol, chile (si se quiere picoso), mostaza (opcional), miel de abeja (opcional), jugo de limón o vinagre.
- Licúe: semillas de girasol y / o ajonjolí, Bragg, agua, limón o vinagre, chile (opcional), aceite de oliva (opcional), hierba de su elección, miel de abeja (opcional).
- Licúe: 4 Cdas de semillas de girasol germinadas, 1 chile chipotle en vinagre, ¼ de pimiento rojo, 1 Cda de Bragg, ½ taza de agua, 1 Cda de aceite de oliva.

- Mayonesa: Licúe: ½ taza de jugo de limón, 2 Cdas de miel de abeja, 2 Cdas de tahini, ¼ de taza de aceite de oliva (o menos).

- Aderezo de Mayonesa Alternativos. Licúe: 1 taza de semillas de girasol remojadas (o de almendra o nueces remojadas), ¼ de taza (o menos) de aceite de oliva, jugo de 1 limón, 1 Cda de vinagre de manzana, 1 cdita de miel de abeja, 1 cdita de paprika, 1 cdita de mostaza, 1 diente de ajo, Bragg, agua.

- Aderezo de Almendra. Licúe: almendras remojadas (avellanas, nuez de Castilla o nueces), perejil, cebollín, ajo, apio, pimiento morrón (rojo, verde, amarillo), aceite de oliva, Bragg, agua.

- Aderezo Mil Islas. Licúe: ½ taza de semillas de girasol germinadas, jugo de limón o vinagre, aceite de oliva, Bragg, 1 pimiento rojo, 1 cebolla pequeña, un poco de apio.

- Aderezo de Piñón. Licúe: piñones, aceite, albahaca, ajo (opcional), pimiento rojo, Bragg, mostaza (opcional), Cayena o chile fresco o seco (si se quiere picoso).

- Aderezo de Ajonjolí Ligero. Licúe: aceite de ajonjolí o de oliva, semillas de ajonjolí germinadas o ligeramente tostadas, Bragg o tamari, limón, agua.

- Licúe: Almendras o semillas de girasol remojadas, jugo de naranja, chile chipotle, pimiento rojo, curry, Bragg, agua.

- Aderezo de Jengibre y Ajonjolí. Licúe: 2 Cdas de tahini o 3 Cdas de semillas de ajonjolí remojadas, un trozo pequeño de jengibre, ¼ de diente de ajo, 1 cdita, miel de abeja, limón (opcional).

- Para 1 taza, licúe: 2 Cdas de semillas de girasol remojadas, ajo, ½ cdita de miso, ½ cdita de Bragg, jugo de 1 limón, ¼ de pimiento rojo, 1 taza de agua.

- Aderezo de Menta. Para 1 taza, licúe: 2 Cdas semillas de girasol remojadas, 2 Cdas de menta fresca, ¼ de pepino, 1 limón, 1cdita de Bragg, 1 taza de agua.

Chiles secos (guajillo, ancho, pasilla) deben ir desvenados, sin semillas y remojados 15 – 30 minutos en agua tibia o caliente hasta que estén suaves antes de licuarlos.

- Licúe: chile serrano (u otro chile fresco o seco), aceite de oliva, Bragg, agua, jugo de limón, cilantro (u otra hierba).
- Aderezo de Chile y Tahini, Licúe: tahini, chile ancho, aceite de oliva (opcional), ajo (opcional), pimiento morrón, Bragg o salsa de soya, agua.
- Salsa de Chile Guajillo. Licúe: 6 chiles guajillos, el jugo de 1 naranja, agua, 1 – 2 Cdas de vinagre, ¼ de cebolla pequeña, un poco de miso, aceite de oliva, un poco de jengibre, ajo y curry en polvo (opcional, o en lugar use comino y orégano).
- Salsa Verde Mexicana (Salsa de Tomates Verdes y Chile). Licúe: mucho tomate verde, 1 – 2 chiles (serrano jalapeño, el jalapeño es más suave), un poco de cebolla, mucho cilantro, ajo (opcional), Bragg o sal de mar, agua.
- Salsa Mexicana. Licúe: jitomates, cebolla, cilantro, Bragg, chiles verdes frescos, limón (opcional). Pique en cuadritos: jitomates, cebolla, cilantro. Mezcle todo junto.
- Licúe: Jitomates, chile guajillo, ajo y cebolla (opcional), Bragg (u otro sustituto de sal).

5. Ejemplos de Aderezos de Aceite y Limón

- Aderezo de Hierbas. Licúe: agua, Bragg, cilantro, Cayena u otro chile fresco o seco, jengibre fresco o en polvo y cebolla, comino y hierbas italianas.
- Licúe: 2 partes de aceite de oliva, 1 parte de vinagre (de manzana), ajo (opcional), cualquier hierba sazonadora (perejil, orégano, albahaca, tomillo, mezcla italiana de hierbas, etc.), sustituto de sal.
- Vinagreta de Mostaza: Licúe: ½ taza de aceite, 1 limón, 1 cdita de hierbas italianas, 1 cdita de mostaza, 1 cdita de miel de abeja.

- Licúe: 2 Cdas de miso, 2 Cdas de cebolla, 1 diente de ajo, ½ taza de jugo de limón, ½ taza de jugo de naranja, ¼ de taza de aceite de oliva, ¼ de taza de agua.

6. Ejemplos de Aderezos de Jitomates Secado al Sol

- Licúe: jitomates frescos, jitomates secados al sol, albahaca, ajo, miel de abeja 1 dátil, un poco de aceite de oliva, agua.
- Licúe: jitomates secados al sol, el jugo de 1 o 2 limones, miso o Bragg, una pizca de semillas de comino, un poco de aceite de oliva, chile verde, agua.
- **CATSUP # 1** Licúe: jitomates secados al sol, 2 – 3 dátiles, cebolla, ajo, 1 – 2 cditas de albahaca, ½ pimiento rojo, 1 cdita de aceite de oliva.
  CATSUP # 2 Licúe: chiles guajillos remojados, miel de abeja o pasitas, un trozo de ajo, un trozo de cebolla, una pizca de comino molido, y bastante agua. Cuele y coma con hamburguesas o ensaladas, verduras al vapor, tiritas de verduras crudas.
- ADEREZO DE JITOMATE PARA PASTA Mucha salsa de jitomates secados al sol, un manojo de albahaca, 1 cdita de orégano, 1 diente de ajo, Bragg, muchos jitomates frescos, aceite de oliva.

Jugos de Verduras Crudas

Los jugos de verduras crudas son un complemento esencial para cualquier dieta, particularmente en las fases iniciales de eliminación de desechos acumulados y la recuperación de un organismo mal nutrido. Todos los elementos nutritivos y las enzimas nutritivas que necesitan las células se encuentran en los jugos extraídos de verduras, hierbas y frutas frescas crudas. Los jugos rápidamente suministran al cuerpo con todas las vitaminas y minerales necesarios, consumen un mínimo de energía y ayudan a regularizar y normalizar el movimiento intestinal.

La comida sólida requiere de muchas horas de digestión antes de que sus nutrientes estén disponibles para las células del cuerpo, mientras que en forma de jugo los nutrientes pueden digerirse y asimilarse de 10 a 15 minutos después de ingerirlos, con un mínimo de esfuerzo para el aparato digestivo. Así es que estos jugos se utilizan casi en su totalidad para la nutrición y regeneración de las células, tejidos, glándulas y órganos del cuerpo.

Los jugos de fruta son los limpiadores del cuerpo, y contienen todos los carbohidratos y azúcar que el cuerpo requiere. Los jugos de verduras construyen el cuerpo, contienen todos los amino ácidos, minerales, sales, enzimas, y vitaminas que requiere el cuerpo.

Uno puede sin ningún peligro beber tanto jugo como uno quiera sin forzarse.

Buenos ejemplos de jugos son:

- Mitad zanahoria (o más), mitad espinaca.
- Un tercio de zanahoria, un tercio de cualquier hoja verde (col, berro, perejil, tallos y hojas de apio, de betabel, germinados verdes como el girasol, etc.), un tercio de verdura de su elección, e.g. jitomate o jícama u otra.
- Mitad zanahoria, un poco de betabel, el resto apio.
- Tres cuartos de zanahoria (o menos), un cuarto de col.

- Un tercio de zanahoria, un tercio de betabel, un tercio de pepino.
- V8 con muchos jitomates combinados con cualquier verdura como apio, pepino, perejil, pimiento morrón, verdes de semillas de girasol, espinaca, arugula. Se puede añadir un poco de jugo de limón y Bragg o kelp al gusto.

Opciones para el Desayuno

1. Malteadas (vea la Sección de Dulces) son un desayuno llenador excelente, repleto de proteínas y nutrientes.

2. Fruta Cítrica o Bebidas Cítricas
(no se recomienda con el estómago vacío o si se tiene la sangre muy ácida)

- Fruta cítrica rebanada con o sin miel de abeja, e.g., naranjas, piña, mandarina, toronja, guayaba, uvas.
- Ensalada de frutas cítricas combinando frutas cítricas, e.g., fresa, kiwi, guayaba, piña, moras azules, etc. Se puede poner sobre ellas nueces o semillas remojadas enteras o ligeramente partidas.
- Bebidas de jugos cítricos exprimidos o licuados, e.g., jugos de naranja y toronja o mandarina; jugo de naranja licuado con piña; naranja, piña y fresa; naranja licuada con guayaba.

3. Melones
- Sandía, melón, melón chino.

4. Cereales para el Desayuno

- Trigo u otro cereal o nueces y semillas germinadas, combinadas con cualquier fruta dulce o semi ácida (e.g. manzana rallada o plátano rebanado), cualquier fruta seca remojada (dátiles, higos, pasitas, ciruela pasa), encima miel de abeja, algarrobo, canela o salsa de frutas.
- Trigo o nueces y semillas germinadas licuadas con agua tibia y coladas. Licúe la leche colada con cualquier fruta dulce o semi ácida, e.g. plátano, manzana, pasitas, mangos, dátiles, higos, ciruela pasa.

- Trigo sarraceno germinado o de cualquier otro cereal, deshidratado. Coloque encima moras rebanadas, plátanos u otras frutas. Sirva con una malteada (también llamada leche de nueces).

5. Ensalada de Frutas

- Ensalada de frutas compuesta de frutas de su elección y encima: plátanos, jugo de naranja o agua, vainilla, nueces remojadas o semillas germinadas. Adorne con trigo sarraceno germinado y deshidratado.

Sección de Dulces

1. Pasteles

- Muela en la licuadora u homogeneice en el procesador de alimentos: nueces remojadas, almendras, pasitas amarillas, dátiles (u otras nueces o y semillas remojadas, otras frutas secas remojadas). Forme la base del pastel. Cubra con fruta rebanada de su elección, e.g., mangos, uvas, fresas, kiwi.
- Licúe u homogeneice: nueces remojadas, semillas, frutas secas como pasitas y dátiles. Mezcle con pulpa de zanahoria, algarrobo, canela, miel de abeja. Dele forma y decore como quiera. Refrigere.
- Licúe: jugo de naranja y nueces de la India remojadas, almendras o nueces (o una combinación de varias nueces). Mezcle con una variedad de fruta en cubitos y rebanada, e.g., manzana rallada, plátano rebanado, kiwi, fresas, mango, etc. Se puede rebanar la fruta en el procesador. Decore con canela y cualquier fruta vistosa.
- Homogeneice en el procesador: 4 mangos, 7 dátiles. Añada 1 taza de almendras remojadas y peladas (opcional). Muela. Vacíe en un molde para pastel como base de pastel. Licúe: 2 Cdas de algarrobo, 1 Cda de miel de abeja, 2 mangos, un poco de vainilla. Vacíe sobre la base. Decore.
- Pastel de Zanahoria de Nicairah. Licúe:2 tazas de dátiles sin semilla y remojados, w tazas de coco fresco tierno, ¼ de taza de jengibre (o menos), suficiente jugo de zanahoria para licuar. Agregue: 2 tazas de pulpa de zanahoria, 2 tazas de nuez de Castilla picadas, ½ taza de pasitas remojadas, canela. Base: licúe almendras y dátiles o ciruelas pasa remojadas. Betún: licúe ¼ de Kg de nuez de la India, jugo de naranja, un poco de miel de abeja.
- Strudel de Manzana de Nicairah. Licúe u homogeneice para base de pastel: 1/3 Kg de nuez de Castilla remojada (o de pura nuez) y dátiles sin semilla remojados. Mezcle en un tazón: 4 manzanas finamente picadas, ralladura de 2 naranjas, 1 limón, vainilla,

canela, 1/3 de taza de pasitas, 1/3 de taza de nueces o nuez de Castilla, 1 taza de dátiles. Este es el relleno del strudel.

- Base: semillas de linaza remojadas y un poco de agua, licuadas. Cubra con una capa de tahini y miel de abeja. Cubra con cualquier fruta seca o fresca remojada o con puré de fruta, e.g., puré de manzana y rebanadas de fresa.
- Licúe amaranto y avena remojados. Mezcle con tahini y miel de abeja. Espolvoree con semillas de ajonjolí. Se puede hacer como pastel o como pequeñas galletas. Refrigere.
- Remoje: duraznos en miel de abeja y jugo de naranja. Base: almendra y dátiles remojados y homogeneizados. Cubra con una capa de duraznos remojados y una capa de nueces y almendras remojadas y martajadas.
- Budín de Chocolate. Licúe: 4 aguacates, 2 Cdas de algarrobo en polvo, 3 Cdas de miel de abeja, 1 cdita de vainilla. Refrigere.

2. Dulces

Se puede crear una variedad infinita de dulces y galletas con dátiles, pasitas, higos, nueces y semillas molidos o picados. Combine cualquier fruta seca remojada con fruta fresca y nueces y semillas. Agregue algarrobo en polvo si desea. E.g., bolitas de tahini y miel de abeja cubiertas de semillas de ajonjolí. Refrigere.

3. Galletas

Se pueden crear deliciosas galletas licuando semillas de girasol u otras nueces y semillas (o granos) y fruta o puré de fruta. Incorpore a la mezcla trozos más grandes de fruta y nueces. Utilice vainilla, miel de abeja, algarrobo, canela. Deshidrate.

- Licúe: semillas de girasol germinadas, coco, piña, fresas y un poco de miel de abeja.
- Licúe semillas de girasol germinadas, mango, plátano, canela.
- Licúe: semillas de girasol y de ajonjolí germinadas, nueces, plátano, algarrobo, miel de abeja.

- Galletas de Jengibre. Combine: pulpa de zanahoria, vainilla, canela, pasitas amarillas, jengibre, dátiles, algunas almendras martajadas. Variación: utilice higos remojados.

4. Helados

Todos los helados se hacen de fruta pelada, cortada y congelada, como los plátanos, fresas, mangos o cualquier otra fruta. Una vez que están lo suficientemente congelados (no demasiado duros), licúe u homogeneice con un poco de agua o jugo de fruta o fruta suave si es necesario. Mezcle diferentes frutas para lograr una variedad de sabores. Puede agregarse dátiles, pasitas, canela, algarrobo o miel de abeja. Ejemplos: plátano y fresa; plátano y mango; kiwi, fresa, mango; mangos congelados y jugo de naranja.

- Helado de Chocolate. Licúe: 5 o 6 aguacates grandes, 3 Cdas de miel de abeja, 4 Cdas de algarrobo en polvo, vainilla. Deje a un lado. Licúe plátanos con vainilla. En un tupper redondo vierta una capa de la mezcla de aguacate y algarrobo, luego otra capa de la mezcla de plátano y vainilla. Continúe alternando hasta que el tupper esté lleno. Congele. Una vez congelado, invierta el molde sobre un plato y decore con fresas y rodajas de plátano congeladas.

5. Malteadas.

Todas las malteadas se elaboran con semillas y nueces germinadas o remojadas. Licúe las nueces y semillas con agua. Cuele. Agregue y licúe la fruta de su elección (fruta fresca, congelada o seca), canela, miel de abeja, algarrobo. Para obtener una malteada más espesa y cremosa, licúe con un poco de fruta congelada.

- Licúe: almendras, nueces, agua. Cuele, Licúe con mango, fresas, plátano, piña, etc., o una combinación de diferentes frutas.

- Malteada de Chocolate. Licúe: almendras (u otras nueces o semillas), plátano, 2 – 3 dátiles, algarrobo.

Menú Diario

Al levantarse:	2 – 5 limones en un vaso (o menos) de agua. (Evítese si la sangre es tan ácida que provoque una reacción negativa, como dolor).
Desayuno:	Véase Opciones para el Desayuno.
Durante la Mañana:	Cualquier Fruta.
Media Mañana:	1 – 2 Jugos de Verduras.
Comida:	Ensalada y Aderezo, Sopa o Entrada. (Véase Recetas para Chakras 2 – 6).
Media Tarde:	1 – 2 Jugos de Verduras.
Cena: (6 - 7 p.m.)	Igual que la Comida, o Fruta.
Noche:	Fruta.

Recetas
para Chakra 2

Chakra 2

El Chakra 2 consiste de: huevos, productos lácteos, leguminosas, hongos, berenjena, cebolla, chile y rábano. Los huevos y productos lácteos deben eliminarte tan pronto como se pueda. La lecha y queso de cabra son una buena opción durante la transición, ya que no producen tanta mucosidad. Evite todos los quesos amarillos. La leche cortada, el yogur, queso cottage, panela y requesón naturales son preferibles a la leche y quesos amarillos.

Debido a que el consumo de productos lácteos da como resultado mucosidad y acidez en la sangre, durante la transición uno debe comer tanta fruta y verduras frescas como sea posible para contrarrestar estos efectos secundarios negativos.

No consuma pan (carbohidrato) con queso (proteína), pero tortillas y queso son aceptables. Los frijoles son difíciles de digerir y también producen acidez si se comen en exceso. Las lentejas son la leguminosa más fácil de digerir. Cómalas cocidas en sopas (Chakra 2) o germinadas (Chakra 5).

Los hongos y la berenjena son excelentes y saludables opciones de alimento del Chakra 2 que no producen mucosidad. Son los mejores sustitutos de carne debido a su baja vibración (sólo un chakra por arriba de la carne). Pueden saltearse con cebolla, ajo, hierbas, Bragg o salsa de soya, servirse sobre tostadas o en tortillas como tacos, con ensalada y verduras cocidas.

Para saltear: coloque las verduras en una sartén con aceite de oliva y Bragg o salsa de soya. La flama debe estar muy baja. El aceite nunca debe sobre calentarse ni hervir. Las verduras se saltean durante 2 – 5 minutos. Es mejor picar primero las verduras, ponerlas al vapor, saltearlas ligeramente durante unos minutos, apagar la lumbre, tapar la sartén y dejarlas que se continúen cocinando sin la flama.

Aunque la berenjena y los hongos son proteína, no son proteína pesada como las leguminosas o los productos lácteos. Pueden mezclarse con granos, dependiendo de su digestión. Trate de combinarlos con diferentes verduras y / o granos al vapor o crudos. Mientras menos alimentos más fácil es la digestión. Experimente y pruebe su aparato digestivo.

No se incluyeron recetas que contengan huevos ni productos lácteos ya que no se consideran alimentos saludables. Sin embargo, si todavía come productos lácteos, todas las verduras al vapor van bien con queso derretido. Una opción más saludable es poner encima aderezos cremosos de nueces y semillas o algún otro.

Ejemplos de Recetas para Chakra 2

- Para cualquiera de las sopas de leguminosas como lenteja, chícharo o haba (en México: cocine las leguminosas en una olla con agua durante 1 hora. Licúe: 8 o más jitomates, cebolla, Bragg, perejil u otras hierbas. Saltee: cebolla, ajo, jitomate en cuadritos, apio picado. Mezcle todo junto en la olla. Agregue sustituto de sal al gusto. Para una sopa más cremosa, una vez cocido todo puede licuarse y colarse.
- Saltee: hongos durante 5 minutos con ajo, cebolla y perejil, Bragg, aceite de oliva. Cómase en tacos, sobre tostadas, o mezcle con otras verduras y / o granos.
- Berenjena: Pele la berenjena, corte en rodajas y cueza al vapor. Licúe: jitomates, ajo, salsa de soya, aceite de oliva. Ponga todo en una sartén con la flama baja y deje que la berenjena absorba la salsa de tomate.
- Berenjena y Hongos Salteados. Cueza al vapor: berenjena, hongos, cebolla pimiento rojo o amarillo. Saltee durante unos minutos con jitomates licuados rápidamente, Bragg, aceite de oliva, una pizca de romero o hierbas italianas. Apague el fuego y tape. Deje reposar 5 minutos.
- Hongos al Vapor. Deje que hiervan muy suavemente en la salsa de su elección, e.g., Salsa Verde Mexicana (en los Ejemplos de Aderezos de Chile) o cualquier otra.

Recetas para Chakra 3

Chakra 3

El Chakra 3 consiste de: Carbohidratos Complejos (granos, pastas, pan, tortillas, papas y otros tubérculos, elote), Algas Marinas, Aguacate y Tofu.

En el Chakra 2 uno debe comer aproximadamente 60% crudo y 40% alimentos del Chakra 2 o superior. En una dieta del Chakra 3, coma aproximadamente 70% crudo y 30% cocido del Chakra 3 o superior. Tenga en mente que los carbohidratos cocidos también crean acidez en la sangre y altos niveles de mucosidad, si se consumen en exceso durante años. Los minerales orgánicos en los carbohidratos se vuelven inorgánicos una vez cocidos y no pueden ser asimilados. Coma los Chakra 3 en pequeñas cantidades.

Ejemplos de Recetas para el Chakra 3

1. Papas

- Al Horno o Al Vapor. Sirva con aceite de oliva, sustituto de sal y sazonadores.
- Papas a la Francesa. Corte las papas en tiritas. Cueza al vapor hasta que estén cocidas. Coloque en el horno de 30 – 40 minutos hasta que doren. Sirva con aceite de oliva, sal de mar u otro sustituto de sal y sazonadores.
- Puré de Papa. Cueza las papas al vapor usando agua limpia. Ya cocidas machaque con el agua de cocción y un poco de aceite de oliva, sal de mar o Bragg. Pueden mezclarse con zanahorias al vapor en cuadritos, chícharos u otras verduras. También puede hacerse Puré de Camote.
- Papa Rellena. Corte las papas por la mitad y cueza al vapor. Ya cocidas ahueque un poco de la papa y mezcle con verduras al vapor y / o crudas, en cuadritos, e.g., zanahorias, hongos, calabacitas, pimiento rojo y verde. Rellene las papas de manera atractiva con la mezcla de papa y verduras.

- Rodajas de papa. Use papa blanca o camote. Cueza al vapor. Coloque en el horno. Sirva con sazonadores.
- Mezcla de Papa y Jitomate. Corte las papas en cubitos y cueza al vapor. Saltee de 2 – 5 minutos en Bragg o salsa de soya, un poco de aceite de oliva, cebolla, ajo (opcional), perejil u otras hierbas. Agregue los jitomates también en cubitos. Añadas las papas.
- Papas y Bragg. Cueza las papas al vapor. Saltee con Bragg, aceite de oliva, cebolla, pimiento verde (u otra verdura).
- Papas con Chile. Cueza al vapor las papas en cubitos y el chile de su elección finamente partido. Saltee con Bragg, cebolla, ajo (opcional).
- Tortitas de papa. Prepare puré de papa. Haga las tortitas y cocine en una sartén de teflón hasta que doren, sin aceite. Sirva con aceite de oliva y sal de mar.

2. Tostadas o Tacos

- Las tostadas se hacen sobre un platón de cerámica o un comal de teflón, sobre una flama baja, sin aceite. Buenas sugerencias para poner sobre la tostada son: lechuga finamente picada, cebolla, rábano.

Lo siguiente puede ponerse sobre la tostada o comerse en tortillas, como tacos:
- Jitomate crudo y cebolla con aceite de oliva y sal de mar o Bragg.
- Aguacate, jitomate, cebolla, cilantro, perejil, albahaca u otra hierba, chile verde o rojo, fresco, Bragg, aceite de oliva (opcional), ponga encima germinado de alfalfa.
- Mezcla de Jitomate y Papas. (Vea Papas).
- Hongos Salteados. Saltee 5 minutos, con ajo, perejil, Bragg, aceite de oliva.
- Puré de Papas con aderezo de aguacate, lechuga rallada y encima rábanos rebanados.
- Tacos de Ensalada con aderezo de su elección.

- Papas, arroz u otros granos, pasta cocidas. Mezcle con verduras crudas y / o al vapor o salteadas, en cuadritos y ralladas, aceite de oliva, Bragg, sazonadores. E.g., arroz, elote, chícharos, zanahorias. Cueza al vapor, luego corte en cuadritos la verdura de su elección: col rallada, chayote en cuadritos, calabacita, chícharos, pimiento rojo o verde, ramitos de bróccoli y coliflor. Agregue a la pasta con aceite de oliva y sustituto de sal, sazonador, limón (opcional). Se puede hacer el Arroz Rojo cocinando el arroz en salsa de jitomate licuada.
- Espagueti y Salsa de Jitomate. Salsa de Jitomate (puede usarse para cubrir verduras al vapor o en tacos): Saltee en Bragg y aceite de oliva lo siguiente durante 5 minutos — cebolla picada, ajo, pimiento verde, apio. Agregue jitomate en cuadritos, albahaca, hierbas italianas. Licúe: jitomates, cebolla, Bragg. Mezcle todo.

4. Tabule

- Remoje trigo quebrado de 1 – 3 horas hasta que esté suave. Pique jitomate, cebolla o cebollín, perejil, menta. Mezcle todo con aceite de oliva, limón y Bragg. Sirva en hojas de lechuga grandes. Coma con tostadas hechas en casa o tortillas de maíz.

5. Pozole

- Cocine 1 – 2 tazas de trigo. Ponga 8 – 12 jitomates en una sartén de teflón, sin aceite y deje cocer durante 5 minutos. Hierva 5 – 6 chiles guajillos (desvenados, sin semillas). Licúe los chiles y el jitomate con Bragg, cebolla, ajo, aceite de oliva. Mezcle todo con los granos de maíz y hongos.

El tofu es una proteína y no debe combinarse con carbohidratos como arroz, papa o pasta. Sin embargo, sí combina bien con tortilla. Cómalo con verduras al vapor o salteadas, o aún mejor, con ensalada. Saltee el tofu con cualquier verdura como hongos, pimiento morrón, cebolla, jitomate, etc. Sirva con diversas salsas.

- Tofu sencillo. En una sartén de teflón saltee en Bragg sin aceite, el tofu rebanado hasta que dore. Se puede añadir curry en polvo, tumeric, Cayena o cualquier otra hierba o especia.
- Queso de Tofu. Corte o machaque el tofu. Cómalo sin sazonar o con limón, Bragg o cualquier otro sazonador. Se puede añadir a las ensaladas o a las mezclas de verduras al vapor.
- Sopa de Miso. Caliente el agua pero que no hierva. Agregue algas marinas no hijiki o nori, cebollín picado, miso y trozos de tofu. Revuelva, deje reposar unos minutos y sirva.

Recetas para Chakra 4

Chakra 4

El Chakra 4 consiste de: Verduras ligeramente al vapor o salteadas, sopas de verduras ligeramente cocidas, todos los alimentos deshidratados, nueces y semillas, nopales cocidos (crudos son difíciles de digerir).

El Chakra 4 está más cerca del polo de eliminación (Chakra 6) que del polo de acumulación (Chakra 1). Una dieta de Chakra 4 y superior es la apropiada para esta era, permitiéndonos eliminar todos los excesos acumulados debido a hábitos alimenticios incorrectos durante años.

Las verduras ligeramente cocidas del Chakra 4 no producen acidez ni mucosidad. Son una maravillosa transición a la comida cruda.

Ejemplos de Recetas del Chakra 4

1. Platillos de Verduras al Vapor y Salteadas

Cueza al vapor cualquier verdura entera, en cubitos, rebanada o rallada. Las verduras cortadas deben cocinarse menos tiempo. Hojas como la acelga se cuecen al vapor durante 1 minuto o menos; verduras de raíz como el betabel o la zanahoria durante 10 – 15 minutos. La mayoría de los otros durante 5 minutos o menos.

En una sartén saltee cebolla, ajo, hierbas de su elección en aceite de oliva y salsa de soya (o cualquier salsa de su preferencia). La flama debe estar extremadamente baja y se cocina no más de 2 minutos con la flama, después se apaga pero se tapa la sartén. El aceite nunca debe hervir.
Mezcle las verduras al vapor con la cebolla, ajo, etc. Experimente con una variedad de verduras cortas de forma atractiva. Espolvoree con kelp, Cayena, ajo y cebolla en polvo, o hierbas secas.

No todas las verduras pueden cocerse al vapor juntas. Primero ponga las que tomen más tiempo, saque de la vaporera y continúe con las que toman unos minutos.

Verduras buenas para hacer al vapor son: zanahorias, bróccoli, coliflor, col, betabel, calabacita, ejotes, cebollas, espárragos, chayote, elote, hongos, berenjena, chícharos, colecitas de Bruselas.

Ejemplos:

- Zanahorias, bróccoli, espárragos, chícharos al vapor — mezclados con cebolla salteada.
- Ejotes, chayote, coliflor al vapor — mezcladas con cebolla salteada.
- Col rallada, germinado de mungo, apio, pimiento verde y rojo, zanahoria, bróccoli — mezclado con cebolla y hongos salteados.
- Alcachofas (cueza al vapor durante aproximadamente 40 minutos), con albahaca u otro aderezo.
- Nopales — coloque en agua caliente durante cerca de 30 minutos. Corte en tiritas y sirva con cilantro, cebolla y jitomate en cubitos. Añada limón, aceite de oliva, sal de mar o salsa de soya. Alternativa — nopales pequeños en una sartén con salsa de soya y un poco de agua. Cocine a fuego muy bajo durante 10 minutos.
- Berenjena — pele y rebane muy delgada. Cueza al vapor. Licúe: jitomates, ajo, salsa de soya. Cocine todo en una sartén durante 10 – 15 minutos, permitiendo que la berenjena absorba la salsa.
- Hojas verdes como la verdolaga, acelgas — cueza al vapor durante menos de 1 minuto. Sirva con limón, sal de mar, kelp, salsa de soya, aceite de oliva.
- Chop Suey — saltee cebolla, pimiento verde y hongos en aceite de oliva y salsa de soya durante 1 – 2 minutos. Tape. Agregue las siguientes verduras en tiritas y al vapor: bróccoli, jícama, zanahoria, calabacita, germinado de mungo.
- Stir Fry. En cubos o rebanadas y deshidratados, cebolla o cebollín, hongos, ramitos de bróccoli, calabacita (tiritas delgadas y largas), apio, pimiento verde y rojo o amarillo, berenjena. Tiras delgadas y largas o cubitos crudos de: zanahoria, jícama, germinado de mungo, chícharos, betabel,

almendras (trozos pequeños). Combine. Aderezo: Bragg, aceite, jugo de naranja.

2. Sopas de Verduras

- Crema de cualquier verdura como bróccoli, hongos, chayote, zanahoria, etc. Cueza al vapor la(s) verdura(s) usando agua limpia. Ya cocidas licúe las verduras con el agua de cocción. Saltee ajo, cebolla, apio, perejil, o cualquier otra verdura o hierba en aceite y salsa de soya. Mezcle todo junto. Se puede licuar parte de las verduras o hierbas y parte se pica y se añade después. Las sopas se pueden licuar con cualquier nuez o semilla remojada, como nueces, almendra, semillas de girasol. Ponga encima de la sopa: aguacate en cubitos, perejil picado, orégano, albahaca, cebollín, arugula, cilantro jitomate en cubitos, rábano cebolla, apio.
- Licúe verduras como jitomate, aguacate (opcional, para una crema más espesa), cebolla, ajo, Bragg. Corte verduras (o ralle en un procesador si tiene) como calabacitas, zanahorias, apio, coliflor, hojas verdes, chícharos. Caliente agua y mezcle las verduras cortas y licuadas para hacer la sopa.
- Hierva una olla de agua y agregue las verduras de su elección cortadas, kelp, salsa de soya, chile (opcional). Tape y deje reposar durante 15 minutos. Se puede añadir cebolla, ajo y hierbas salteadas. Como alternativa se puede licuar jitomate, cebolla, ajo, cualquier otra verdura, hierbas y añadirlo.

3. Verduras Deshidratadas.

Todas el alimento deshidratado corresponde al Chakra 4. Mientras más deshidratado, más concentrado está (menos agua), y más difícil es de digerir y mayor vibración tiene. Todo el alimento se deshidrata en deshidratador a 100 – 105 °F (40-41°C) no más. De manera alternativa, si se deshidrata al sol se hornea y está enriquecido con la energía del sol.

Verduras fáciles y rápidas de deshidratar son: berenjena, jitomates, cebolla, pimiento rojo y verde, hongos, col rallada, ramitos pequeños de bróccoli y coliflor, calabacitas, betabel, espinaca u otras hojas. Corte las verduras como desee. Mientras más delgadas más rápido se deshidratan. Las verduras pueden marinarse la noche anterior en aceite de oliva y salsa de soya o en cualquier otra salsa, e.g., puede añadir chile, hierbas. Las hierbas y especias también pueden agregarse una vez marinadas, justo antes de deshidratar. Si no las ha marinado y quiere un platillo deshidratado rápido, rebane las verduras, bañe con salsa de soya, aceite y hierbas de su elección. Deshidrate de 30 minutos a 1 hora. Coma tibio.

4. Pan y Galletas Deshidratados

Para panes y galletas puede usar cualquier grano, semilla o nuez germinado, verduras ralladas o finamente picadas (para galletas saladas), o fruta seca remojada o fruta licuada (para galletas dulces). Las galletas nueces y semillas producen menos mucosidad. No recomiendo comer pan de grano en abundancia. Todos los panes y galletas se licúan o homogeneizan en la licuadora o procesador de alimentos o al aparato Green Life. Mientras mejor sea el procesador, menos líquido se necesitará para homogeneizar las nueces, semillas y granos.

- Licúe con miso, Bragg u otro sustituto de sal, semillas de girasol y ajonjolí remojadas o germinadas, de cebolla, ajo (opcional), y agua. Haga delgadas galletas o pan un poco más grueso y húmedo. Pruebe una variedad de mezclas de nueces y semillas que produzcan diferentes sabores, e.g. almendras y nueces con semillas de alcaravea. Agregue verduras ralladas o picadas (frescas o deshidratadas) de su elección.
- Licúe: 3 tazas de semillas de ajonjolí, 3 jitomates, ½ pimiento verde, ¼ de diente de ajo, ¼ de cebolla pequeña, Bragg.
- Licúe: 3 tazas de trigo germinado (u otro grano), un poco de aceite de oliva, ¼ de taza o más de jugo de naranja. Agregue nueces y semillas licuadas, o verduras o fruta.
- Pan de Jitomate. Licúe granos o nueces y semillas con Bragg, cebolla, y muchos jitomates. Se pueden mezclar jitomates secados al sol, zanahoria rallada, pimiento rojo, hojas verdes finamente picadas, hongos rebanados o

cualquier otra cosa. Hierbas como albahaca y orégano son buenas.

- Pan de Chile. Licúe: 2 tazas de trigo, 3 dátiles, 3 jitomates, un poco de ajo, 3 Cdas de aceite de oliva, chile ancho, mucho chile guajillo, agua para licuar.
- Pan de Negro de Centeno con Semillas de Alcaravea. Licúe: 2 tazas de trigo, 2 Cdas de algarrobo, 2 cditas de semillas de alcaravea, ¼ de taza de aceite de oliva.
- Galletas de Linaza. Remoje y licúe: semillas de linaza, Bragg, cebolla, agua. Forme galletas delgadas.
- Pan Dulce. Licúe: ¼ de taza de almendras, ¼ de taza de nueces, 2 tazas de granos, ½ taza de manzana rallada, 3 dátiles, jugo de naranja, un poco de aceite de oliva. Si no se desea dulce, licúe con menos jugo de naranja más agua, ajo, y perejil. Si lo desea como pan integral horneado no utilice líquido y homogeneice en un procesador o aparato Green Life.
- Pan de Zanahoria. Licúe: cualquier grano, orégano fresco, Cayena, un poco de ajo, un poco de cebolla, jitomate, zanahoria rallada, aceite de oliva, Bragg.
- Para galletas dulces añada dátiles remojados, higos o pasitas amarillas. Se puede añadir mango, plátano, manzana u otro puré. Agregue miel de abeja, vainilla, canela, algarrobo si se desea. El coco rallado con miel deshidratado hace unas galletas deliciosas.
- Galletas de Plátano (mango, fresa, etc.). Licúe granos o semillas de girasol, plátano, vainilla, canela, dátiles.

Todas las nueces y semillas deben remojarse durante por lo menos 4 horas antes de usarse, liberando así los inhibidores de las enzimas, facilitando la digestión. Es mejor remojarlas durante la noche. Las nueces generalmente no germinan, pero las semillas sí. El germinar aumenta la vibración ya que son más nutritivas y fáciles de digerir.

- Todas las nueces y semillas son más saludables crudas y sin salar. Evite los cacahuates y la nuez de la India ya que son muy pesadas para la digestión. El coco es excelente siempre y cuando esté suave. Si está duro, puede licuarse con su misma agua y colarse. El coco suave puede licuarse con su misma agua y dejar sin colar si se desea. El agua de coco es altamente nutritiva.

- Bebidas de nueces y semillas. Licúe un puñado de nueces y semillas remojadas o germinadas en bastante agua, e.g., almendras y nueces o almendras y semillas de ajonjolí, etc. Cuele. Licúe esta leche con cualquier fruta de su elección, e.g., mangos, fresas, plátano. Se puede añadir miel de abeja, vainilla, canela, algarrobo. Esta es un licuado de proteína altamente nutritivo y de muy fácil digestión.

Recetas
para Chakra 5

Chakra 5

El Chakra 5 consiste en: sopas y ensaladas de verduras crudas, bebidas de verduras, germinados, hojas verdes y hierbas.

Esta es una dieta puramente cruda, y la más saludable, una vez que el cuerpo y la mente están listos para ella.

Ejemplos de Recetas Chakra 5

1. Entradas

- Guacamole. Corte en cubitos: jitomate, cebolla, culantro (pepino, pimiento morrón, apio, hojas verdes o lo que sea de su elección). Machaque los aguacates y agregue aceite de oliva, Bragg, limón. Combine.
- Ceviche. Corte en cubitos y combine: hongos, jitomate, cebolla, cilantro, chile fresco verde o rojo (opcional), trozos de nori (opcional). Aderezo: Bragg, limón, aceite de oliva. Variación: agregue rábano y pimiento rojo y / o verde.
- Tabule. Corte en cubitos y combine: jitomates, cebolla o cebollín, pimiento verde y / o rojo, pepino, berro, perejil, menta (o cilantro) aceitunas (opcional). Añada trigo germinado ligeramente molido para una más fácil digestión. Aderezo: Bragg, limón, aceite de oliva.
- Dip de Garbanzo. Homogeneice en el procesador: garbanzo germinado (o cualquier otra nuez y semilla), aceite de oliva, Bragg, limón, perejil y / o cilantro, ajo (opcional). Agregue agua para una textura más cremosa nada de agua, o muy poca para un dip más espeso. Variación: añada verduras finamente picadas en cuadritos y hierbas al dip, e.g., cebollas cebollín, zanahorias, apio, rábano, pimiento, cilantro, perejil. Variación: Pruebe agregar otras verduras como zanahoria, pimientos rojos, cebollín, etc., cuando esté homogeneizando en el procesador. Variación: agregue semillas de ajonjolí al

dip. El dip puede usarse para rellenar pimiento o jitomates o como dip para tiritas de verduras como zanahoria, apio, jícama, pepino. Nota: los garbanzos deben remojarse durante dos noches para que germinen. El agua debe cambiarse diariamente. Son extremadamente pesados para le aparato digestivo. Evítelos si su digestión es débil.

- Hamburguesas. Licúe y deshidrate o seque al sol en forma de hamburguesas: Lentejas germinadas, trigo germinado u otro grano, nueces y semillas remojadas o germinadas, con Bragg, cebolla, agua, ajo (opcional). Añada cualquier verdura picada o rallada a la mezcla, e.g. cebolla, zanahoria, apio, hongos, betabel, pimiento rojo, rábano. No licúe pimiento verde, cilantro o grandes cantidades de hojas y hierbas verdes ya que amargan las hamburguesas. Mezcle a mano las hierbas y hojas verdes picadas después de haber licuado lo anterior. Las hamburguesas pueden secarse por completo o dejarse ligeramente húmedas (mientras más húmedas, más fáciles de digerir). Pueden rociarse con semillas de ajonjolí o de girasol, o almendra molida. Sirva con catsup (vea Sencillos Aderezos para Ensaladas, Ejemplos de Aderezo de Jitomates secados al sol). Hamburguesa: Licúe: 1 taza de nueces, 1 taza de almendras, 1 taza de hongos, 2/3 taza de agua o jugo de verduras, Bragg. Mezcle con: ½ taza de zanahoria rallada, ¼ de taza de cebolla. Haga las hamburguesas y deshidrate.

- Gazpacho. Licúe cualquiera de los siguientes con o sin agua, dependiendo de la consistencia deseada. Si no quiere utilizar agua, empiece por licuar los jitomates y agregue el resto. Licúe: muchos jitomates maduros, pepino, apio, pimiento rojo, cebolla, un poco de perejil, cilantro, albahaca u cualquier otra hierba. Se puede añadir limón, aceite de olivo, Bragg. Combina bien con galletas saladas untadas de aguacate, con jitomate y germinado de alfalfa.

- Quesos de Semillas. Licúe cantidades iguales de semillas de girasol y de ajonjolí germinadas y agua. Deje que fermente la mezcla dejando fuera del refrigerador durante 8 horas. Se puede colar la mezcla para un queso de semillas más condensado. Variación: agregue verduras finamente picadas antes o después de la fermentación, e.g., rábanos, pimiento morrón, aceitunas, apio, perejil, cilantro, arugula. Añada kelp u otra alga marina, Bragg, o miso.

- Hogazas de Nueces y Semillas. Éstas están hechas de la misma manera que los quesos de semillas. Las nueces y semillas deben remojarse durante toda la noche. La mezcla de nueces-semillas se puede o no fermentar. Se puede añadir una amplia gama de verduras y hierbas picadas a la hogaza antes o después de la fermentación. Buenas opciones de verduras son: pimientos, apio, hongos, cebolla, zanahoria, betabel, rábano. Hierbas recomendables son: orégano, albahaca, cilantro, mejorana, romero, tomillo. La hogaza puede colocarse al sol o deshidratase en el deshidratador durante varias horas si se desea. Ejemplo de una receta — Licúe con tan poca agua como sea posible: 1½ tazas de nuez de Castilla, semillas de girasol, y almendras (4½ tazas en total). Mezcle: 1 Cda de ajo picado muy fino, 1 Cda de cebolla picada, ½ Cda de sal de mar, ½ taza de perejil picado, ½ taza de apio picado, un poco de jengibre (opcional), cualquier hierba de su elección, 1 taza de pimiento rojo picado, 1 Cda (o menos)de chile fresco, aceite de oliva, semillas de comino.

- Verduras rellenas. Verduras como el pimiento, jitomates grandes y aguacates pueden rellenarse con dip de garbanzo o de nuez-semilla (esto no combina con aguacate) con o sin verduras en cuadritos; guacamole; hogazas de verduras; tabule; ceviche; germinados o verduras ralladas y aderezos.

- Tacos. Se pueden hacer tacos con hojas grandes de lechuga, acelga u otras hojas verdes, o con hojas de nori. Se puede crear una gran variedad de rellenos: quesos y hogazas de semillas; tiritas de verduras o verduras ralladas y un aderezo. E.g., hojas de nori rellenas de queso de semillas o de verduras fermentadas y mucho geminado de alfalfa. Hojas de nori o de lechuga rellenas de zanahoria, pepino y tiritas de apio, germinado de alfalfa y aderezo de aguacate.

- Quiche. Licúe: 2 tazas de elote, 1/8 de taza de semilla de linaza pulverizada en la licuadora (en seco9, 1/3 de taza de cilantro picado, un poco de jengibre (opcional), 1 cebolla pequeña, ½ taza de jugo de naranja, una Cdas de aceite de oliva, 1 chile chipotle o habanero o Cayena, ½ taza de jitomate secado al sol. Mezcle con cualquier verdura rebanada o finamente picada como hongos, espinaca, pimiento, jitomate. Coloque en un molde para pay, no más de 5 cm de espesor, y decore con jitomates frescos rebanados, pimientos, hongos. Deshidrate toda la noche.

- Nopales. Remoje nopalitos tiernos en agua tibia durante 1 hora o más hasta que estén suaves. Corte en cuadritos, nopales, jitomates, cebolla, cilantro, rábanos (opcional). Añada: aceite de oliva, Bragg o sal de mar.

- Nopales a la Mexicana Picosos. Remoje los nopales hasta que estén suaves. Licúe: chile ancho, guajillo, ajo, cebolla, clavo de olor, orégano. Corte los nopales y mezcle con la salsa y cilantro picado.

- Chiles Rellenos. Pele los chiles poblanos con un pelador y remoje en agua caliente durante mínimo 1 hora. Licúe: nueces y almendras remojadas, Bragg, cebolla, ajo, cilantro, unos cuantos jitomates, aceite (opcional). Agregue a la salsa licuada: hongos rebanados, rábano picado, cebollín, pimiento morrón, cilantro o perejil, chile serrano o jalapeño. Rellene los chiles poblanos con la salsa y ponga encima germinado de alfalfa.

- Col fermentada u otras verduras. (Los alimentos fermentados están repletos de enzimas, son muy nutritivos y fáciles de digerir). Homogeneice col en el procesador con la cuchilla en forma de "S". Se puede añadir kelp. Coloque en un frasco de vidrio y déjese fermentar durante unos días a temperatura ambiente. Experimente con otras verduras y combinaciones de éstas. Mientras más se fermentan, mayor es el sabor ácido.

- Atún. Sirve 6. Licúe: ½ Kg de nueces, ½ Kg de semillas de girasol, un poco de jengibre, Bragg, el jugo de 3 limones. Pique y mezcle con: 2 cebollas pequeñas, 4 tallos de apio. 1½ pimientos rojos, 1 ½ tazas de perejil.

- Arroz Frito. Arroz silvestre germinado, kamut o quinoa son lo mejor, pero también puede utilizarse trigo. Mezcle con verduras picadas como pimientos, jitomates en cubitos, cebolla, hongos, apio, etc. Coma con aceite, Bragg, limón y hierbas de su elección.

La mejor manera de hacer una buena ensalada en siempre tener a la mano germinados listos, y tener una variedad de verduras frescas y hojas verdes en su refrigerador, o lo ideal, en su jardín. Cuando esté por comer, **sienta** qué verduras se le antojan, y sienta si es que se le antoja un aderezo de semillas o aguacate más pesado, o uno más ligero.

No recomiendo guardar los restos de las ensaladas. Nunca son tan apetitosos ni nutritivos. Los restos pueden usarse en un aderezo que puede guardarse varios días en el refrigerador, o para bebidas licuadas o sopas que pueden refrigerarse y usarse el mismo día.

Los aderezos más pesados en especial dan vida a ensaladas de verduras duras y crocantes elaboradas por ejemplo con zanahorias, apio, col rallada, rábanos, betabel, jícama. O pueden usarse como dip.

Les estoy dando muy pocas recetas de ensaladas, ya que éstas son redundantes. Es más tedioso seguir la receta de alguien más que simplemente crear la suya propia. Busquen la diversidad. Sean creativos. Varíen los aderezos, cortes y verduras que usan en sus ensaladas. Experimenten. El atractivo visual es extremadamente importante — seleccione platos, tazones y cubiertos atractivos, y tómese los 5 minutos extras que representa arreglar la comida de manera artística, aunque sea para usted mismo, para que la comida resulte apetitosa. La comida cruda es tan colorida, tan hermosa. Las flores le dan un toque exquisito.

- Ensalada Variedad. Use cualquiera o todas de las siguientes hojas verdes: berro, diferentes lechugas orgánicas, col, arugula, acelga, espinaca, verdolaga, etc. Diferentes hierbas como albahaca, cilantro, perejil, orégano, menta. Cualquier yerba como verdolaga, diente de león, etc. Utilice cualquier verdura cruda; sea creativo con los diferentes cortes: jitomate, pimiento rojo, verde o amarillo, pepino, zanahoria, jícama, cebolla, apio, rábano, hongos, calabacitas, chayote, col. Aproveche los germinados fáciles como el mungo, lentejas, alfalfa, rábano, fenugreco, trébol. Varíe sus aderezos (vea el capítulo de Aderezos para Ensalada).

- Variaciones de Col Agria. Variaciones. Combine cualquiera de los siguientes: col, zanahoria, betabel, rábano, jícama, apio, cualquiera de los pimientos.
  Ensalada de Zanahoria al Curry Cremosa. Combine: 5 tazas de zanahoria rallada, 1 taza de pasitas amarillas remojadas, 1 ½ tazas de apio finamente picado, 1/3 de taza de perejil muy picado, ½ taza de nueces finamente picadas. Aderezo. Licúe hasta que esté cremoso: 2 tazas de nueces remojadas, el jugo de 2 – 3 naranjas, ¼ de taza de aceite de oliva (o menos y añada agua), una pizca de comino, una pizca de Cayena, ½ cdita de curry, 1 Cda de Bragg. Mezcle la ensalada y el aderezo.
- Ensalada: Hojas de espinaca ralladas con pimiento y jitomate en cubitos encima. Aderezo: Aderezo Ligero de Semillas de Ajonjolí. Ensalada: Jitomates rebanados, pepino, y rodajas de cebolla. Aderezo: Vinagreta de Mostaza.
- Ensalada: Hongos, cebollas, jitomates, pimientos pepinos, jícama. Aderezo: Aderezo de Zanahoria y Verduras.
- Ensalada: Jitomate en cubos grandes, jícama, pimiento, apio. Agregue chile serrano finamente picado. Aderezo: cualquier Aderezo de Nuez y Semillas o Aderezo de Garbanzo.
- Ensalada: Jitomates cortados en cubitos bastante pequeños, rábanos, pepinos, pimientos. Aderezo: Limón, kelp (sal de mar o Bragg), Cayena.
- Ensalada para comer con los dedos: Tiras de jícama, pepino, zanahoria, apio, ramitos de bróccoli y coliflor (cuando sean difíciles de digerir cueza ligeramente al vapor), etc. Aderezo: cualquiera de los Aderezos de Chile, de Aguacate o de Nueces y Semillas.
- Ensalada: En cubitos: jitomates, cebollas, rábanos. Finamente picados: col, espinaca, cilantro, perejil, berros. Combine. Aderezo: Jitomates, chile serrano, Bragg, aceite de oliva.
- Stir Fry: col rallada, bróccoli y zanahorias picados, en juliana, tiras de apio, pimiento rojo y verde finamente rebanado, hongos finamente rebanados, pequeños trozos de jengibre finamente rebanado. Aderezo: aceite de oliva, Bragg, vinagre, jugo de naranja.

- Ensalada de Hojas Verdes y Yerbas: una mezcla de cualesquier hojas verdes, yerbas y / o germinados. Sirva con Aderezo de Nuez y Semillas o Aderezo de Ajonjolí Ligero.
- Ensalada de Germinado de lenteja: germinado de lenteja, apio, cilantro, jitomate, pimiento verde, cebolla. Aderezo: Bragg o alga marina y limón.

Como puede ver, las recetas para ensalada son innecesarias. Buenos aderezos y salsas hacen apetitosa cualquier ensalada. Experimente con los aderezos en el capítulo de Sencillos Aderezos para Ensalada, y luego, usando esos aderezos como base, cree sus propios aderezos y ensaladas.

3. Sopas

Las sopas pueden comerse a temperatura ambiente, calentarse al sol, o calentarse con la flama muy baja durante no más de unos minutos. También pueden colocarse en un Pyrex y después en un tazón grande con agua caliente.

Se puede crear una gran variedad de sopas sencillas y deliciosas licuando y haciendo en jugo verduras como el caldo, y combinando con verduras picadas.

Estos ejemplos se dan para darle una idea de algunas combinaciones de sopas de verduras.

- Licúe con mucho agua tibia: jitomates frescos, jitomates secados al sol, un poco de betabel, pimiento rojo, un poco de apio, un poco de zanahoria, chile de su elección (jalapeño, serrano, guajillo, Cayena), cebollín, aguacate (opcional).
En el extractor: muchas zanahorias (aproximadamente 15), 1 pimiento rojo, un poco de perejil. Licúe con: ½ chile serrano rojo, perejil, 5 – 10 hojas de arugula, 3 jitomates medianos, rabos de cebolla, ½ aguacate, sustituto de sal.
Pique y ponga encima: muchas hojas verdes como arugula, cebollín, verdolaga, perejil, cilantro berros. Agregue aguacate en cubitos.

- Licúe: jitomates, un poco de aguacate, un poco de chile de su elección, cebollín, cilantro, un poco de jugo de zanahoria, 2 – 3 tallos de apio en jugo, jugo de 1 pimiento rojo. Agregue flores de calabaza (quite los tallos) que hayan estado remojadas en agua tibia durante 15 minutos. Ponga encima cebolla picada, jitomate, cilantro, apio, aguacate en cubos.
- Sopa de Lenteja. Licúe, muchos jitomates, 1 pimiento rojo, cilantro, cebollín o cebolla, 1 – 2 tallos de apio en jugo, un poco de jugo de zanahoria, jalapeño rojo, Bragg. Agregue: cebolla, jitomate, cilantro, apio (opcional) picados. Mezcle todo con germinados de lenteja. Cómalo con hojas verdes como arugula.
- Sirve 1. Licúe: ½ aguacate, 6 – 8 jitomates medianos, un poco de cebolla, mucho cilantro, un poco de chile jalapeño, aproximadamente 1/3 de taza de tallos y hojas de apio. Combine con hojas verdes finamente picadas: verdolaga, soya, acelgas, hojas de mostaza, tallos y algunas hojas de apio, perejil, cebolla, cilantro, berros, arugula. Agregue aguacate en cubos.
- Gazpacho. Sirve 6. Licúe 2 Kg de jitomates, 2 pimientos rojos, 1 pimiento verde, cilantro, ajo, 3 tallos de apio, 2 pepinos, ½ cebolla pequeña, 2 limones, Bragg.
- Sopa de Chícharo. Licúe: 1 taza de chícharos frescos, ½ taza de jugo de zanahoria, ½ taza de jugo de apio, 1 cebolla, ajo, 1 aguacate, *dulse*, Bragg. Ponga encima perejil picado.
- Crema de Verduras. Licúe: ½ taza de nueces, 1 taza de agua, 2 tazas de verduras picadas, e.g., cebolla, ajo, apio, espinaca, bróccoli, zanahoria, hongos. Ponga encima perejil u otras hierbas y germinados.
- Sopa Rápida. Licúe: 1 taza de jugo de zanahoria, 1 taza de jugo de apio, 1 taza de col rallada, 1 pimiento rojo, 1 jitomate, ½ aguacate, un poco de Cayena, un poco de Bragg.
- Sopa de Aguacate. Licúe: 3 jitomates, ½ pepino, 1 tallo de apio, ½ cebolla, 1 Cda de perejil picado, 2 aguacates, el jugo de 3 limones, Bragg. Ponga encima germinados.
- Crema de Espinacas. Licúe: 2 tazas de jugo de jitomate, apio y zanahoria, 2 tazas de espinacas, ½ aguacate, un poco de ajo. 1 Cda de jalapeño, 1 Cda de jengibre, 2 Cdas de cebolla,

1 Cda de menta, 1/3 de taza de cilantro, Bragg, el jugo de 1 limón, un poco de aceite.

Recetas
Para Chakra 6

Chakra 6

La dieta del Chakra 6 es extremadamente simple, consiste en fruta, bebidas de fruta y bebidas de hojas verdes de clorofila. Las bebidas de hojas verdes de clorofila consisten en jugos verdes mezclados con jugos cítricos, e.g., jugo de alcanfor, perejil, chaya, apio combinado con jugo de naranja, mandarina, toronja, piña, kiwi, limón. Cuele. Pruebe combinar jugos verdes con jugo de manzana.

En el Chakra 6 uno consume más líquidos que sólidos.

Mientras más se aproxima uno al Chakra 6, menos se tolera el ajo. Sustitutos de sal como el Bragg tampoco pueden seguirse usando porque provocan reacciones adversas como congestión o dolor de garganta. Los vegetales muy fuertes como la cebolla, rábano, chile o Cayena (si todavía se tolera) pueden seguirse usando, además de hoja de sabor fuerte como el cebollín y la arugula, para ayudar a sobreponerse al deseo de sal.

Uno nunca salta a la dieta del Chakra 6. Es algo que sucede de forma natural y gradualmente, y lo hace guiado por las energías. El Chakra 6 es una experiencia energética, la dieta refleja la experiencia. Las energías fluctúan, siendo a veces más Cósmicas, otras veces más Kundalini. Mientras más Cósmica es la energía, se desean más líquidos, siendo los mejores, jugos o purés de frutas, o jugos verdes mezclados con jugos cítricos. Mientras la energía es más Kundalini, más querrá uno jugos de verduras suaves o mezclas de verduras.

Ejemplos de Recetas para Chakra 6

Para hacer jugos de vegetales, mezcla cualquier vegetal de hojas verdes con cualquier fruta cítrica o sub-ácida o combinación de estas. Ejemplos de vegetales verdes o vegetales de hojas verdes: perejil, espinaca, alfalfa, chaya, consuelda, sorrel, malva, apio, pepino. Ejemplos de frutas cítricas: naranja, toronja, mandarina, limón. Ejemplos de frutas sub-ácidas: piña, guayaba, fresa, uva,

Haz medio litro de jugo de fruta cítrica y agrégale medio litro de vegetales verdes y agua. Licualo y cuélalo.

Ejemplos de estos jugos:

- Naranja (o mandarina o toronja) y perejil, espinaca, consueldo, o chaya.
- 4 a 6 naranjas (o miel), 3 limones, 6 a 8 hojas de consueldo (u otro vegetal verde), agua.
- 6 naranjas, 1 limón (o mas), 1 pepino, 1 varita de apio (o mas), un poco de perejil, cualquier otro vegetal con hojas verdes, un poco de agua.
- Jugo de naranja con apio y jengibre.
- Alfalfa, limón, miel, agua.
- Alfalfa, naranja, piña, agua.
- Espinaca, 3 limones, piña, naranja, agua.
- Naranja, limón, chaya, guayaba.

El Poder de la Mente

La nutrición y un estrecho contacto con los elementos de la naturaleza es un factor fundamental que contribuye a la salud. Diariamente uno debe aspirar a proteínas y grasas saludables como el aguacate y las nueces y semillas, fruta, hojas verdes, y un poco de algas marinas. La variedad es el elemento clave. Los jugos de verduras y de hojas verdes proporcionan al cuerpo todos los minerales que éste requiere. Con la dieta, como en todo, el equilibrio y la moderación son indispensables. No se puede ir a ningún extremo durante demasiado tiempo. Por ejemplo, si está en una dieta de Chakras 5 y 6 durante mucho tiempo y experimenta una alta Energía Cósmica, después de un tiempo necesita bajar al Chakra 4 para equilibrarse. Los alimentos de los Chakras 5 y 6 son altamente Yin y expansivos. Necesitará equilibrar esto después de un tiempo con los alimentos más concentrados Yang del Chakra 4 para poder evitar demasiada expansión que da como resultado retención de líquidos, sentirse fuera de armonía, experimentando desequilibrios de energía.

Observe sus humores. Si se está sintiendo desequilibrado, verifique que su dieta no esté ni demasiado alta ni demasiado baja (vibración), demasiado estricta o demasiado laxa, etc. Equilíbrela.

El descanso adecuado también es básico para la salud. El descanso significa vivir una vida sin estrés. Viva y trabaje en una experiencia de chakra que le corresponda a su evolución. El contacto con la tierra, el aire fresco, el sol, el agua limpia es de suma importancia. Un ejercicio integral como lo es el Yoga, que trabaja los cuerpos físico, emocional y mental, y permite entrar en contacto con el Espíritu, debe practicarse todos los días. Con frecuencia esta nutrición espiritual diaria es pasada por alto por muchos practicantes de la salud.

Constantemente debemos recordarnos del enorme poder de la mente. Los pensamientos son energía y la energía crea y afecta todo. Los pensamientos son cosas, que se manifiestan físicamente. Cada pensamiento tiene figura, forma y color.

La mente subconsciente no hace diferencia entre un pensamiento y un hecho real. El cuerpo reacciona al pensamiento negativo (o positivo) como si estuviera experimentando de hecho la vivencia.

Todo lo que pensamos se manifiesta externamente en nuestros cuerpos y en nuestras vidas. Somos responsables de nuestra propia vida y muerte y ningún virus o circunstancia puede traernos la enfermedad.

La ansiedad y el pensamiento estresante debilitan a todo el cuerpo, sin tener en cuenta cuán pura y nutritiva sea la dieta.

Pensamientos fuertes, puros, creativos, felices hacen un cuerpo fuerte, puro, equilibrado. El cuerpo es un instrumento sumamente sensible, muy delicado que responde a todos los pensamientos todo el tiempo. Los patrones de pensamiento — positivos o negativos — constantemente producen efectos positivos o negativos en el cuerpo.

Podemos reestructurar y rejuvenecer el cuerpo cambiando nuestra dieta y reestructurando nuestros patrones de pensamiento. Se tiene que enviar un plan del cuerpo diferente a la mente consciente.

Somos los creadores de nuestra vida, no víctimas. La coincidencia, la buena o mala suerte no existe. El orden perfecto y la justicia existen en el Universo. Hay una justa razón para todo.

El Hatha Yoga, Pranayama y la Meditación son maravillosas y poderosas herramientas que le permiten a uno purificar y reestructurar su mente. El dominio de la mente requiere enfocarse solo a pensamientos divinos positivos que nos eleven.

La alegría, la libertad, el amor, el conocimiento, y la verdadera felicidad son nuestros por derecho de nacimiento. Debemos aprender cómo dejar de limitarnos a nosotros mismos, cómo estar conscientes de los pensamientos que albergamos; de cómo recuperar nuestra fuerza.

El Yoga y una correcta Nutrición son dos poderosas herramientas, que purifican y refuerzan al cuerpo, las emociones, la mente y al Espíritu.

Nuestro destino radica en nuestros pensamientos.

NOTA IMPORTANTE
PARA LOS LECTORES
Junio 2014

Estimados Lectores,

Recientemente alguien me introdujo a la dieta 80-10-10 del Dr. Graham. Tengo que expresar cómo me adhiero plenamente a esta dieta. Todo Tashirat ha hecho la transición con éxito a esta dieta y es la dieta que recomendamos, ya que, como el Dr. Graham afirma, creemos que es la dieta perfecta. Todos mis libros de nutrición se pueden utilizar como una transición a la dieta del Dr. Graham, que es una dieta pura para el Chakra 5 y 6. Entre más verdes y vegetales no-dulces consumes, más te acercas a una dieta del Chakra 5. Entre más frutos dulces consumes, más te acercas a una dieta del Chakra 6.

Todo el conocimiento de nutrición que hay en mis libros, por lo tanto, tiene que ser modificado, reduciendo el consumo de grasa para lograr un balance de 80-10-10, lo que significa que un mínimo del 80 % de tu consumo total de calorías proviene de los carbohidratos, un máximo del 10 % de las proteínas, y un máximo del 10% de la grasa. Esto es muy importante y era la pieza que faltaba para una dieta perfecta. Como crudi-veganos o partidarios de los alimentos crudos, hemos consumido erróneamente alimentos muy altos en grasa, tales como el aceite de oliva prensado en frío, nueces, semillas y aguacates.

Para darte una idea: si consumes aproximadamente 2000 calorías al día, no debes de consumir más de 100g de aguacate al día (una tercera parte de un aguacate mediano a grande), o el equivalente a 15 almendras o 1 cucharada de aceite de oliva. Si elevas tu consumo de calorías, entonces serás capaz de comer más grasa y más proteína. Lo importante es que el balance se aproxime al ideal de la dieta 80-10-10. Por ejemplo, puedes acumular estas cantidades, no comiendo nada de grasa durante tres días y luego comiendo un aguacate por la tarde con tu ensalada.

Hay un sitio web muy sencillo de usar - www.nutridiary.com - que calcula el porcentaje de tu ingesta calórica diaria. Realmente te aconsejo que encuentres a alguien capacitado que te enseñe lo básico, lo que te llevará no más de media hora de clase. Si no conoces a nadie para enseñarte, Tashirat puede enviarte un vídeo de introducción. Envíanos tu solicitud al correo electrónico a: tashiratmail@gmail.com

Si te resulta demasiado difícil hacer la transición a la dieta 80-10-10 por ti solo, podemos ayudarte con consultas en persona o por correo electrónico. Simplemente contáctanos y estaremos encantados de ayudarte. También ofrecemos cursos de nutrición, que incluyen clases de Yoga, Meditación y Chakras.

Para concluir, todo el mundo necesita leer el libro 80-10-10 del Dr. Graham. Es un libro extraordinariamente sencillo, claro e informativo. Ojalá lo hubiera encontrado hace 30 años, pero el libro salió en 2008 y alguien me lo recomendó recientemente. Estoy de acuerdo al 100 % con todo lo que el Dr. Graham explica de manera tan elocuente y concisa en su valioso libro. Uno no puede esperar tener salud emocional, mental, espiritual ni alcanzar la felicidad (balance), sin primero lograr la salud del cuerpo físico.

Por la Salud, el Amor y la Vida!
Con Amor,
Artimia

www.ingramcontent.com/pod-product-compliance
Lightning Source LLC
Chambersburg PA
CBHW031325290526
45784CB00014B/2063